AF215019

Die Kokosnuss

100 und mehr

Möglichkeiten

_____

Mathilda Millsohn

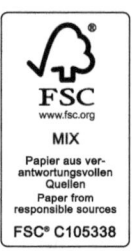

1. Auflage

© 2018 Mathilda Millsohn

Alle Rechte vorbehalten.

Coverbild: pixabay.com

Covergestaltung: Mathilda Millsohn

Verlag und Herstellung : BoD- Books on Demand, Norderstedt

ISBN: 978-3-7481-0940-2

Inhalt

Einleitung

Die Kokosnuss, die in den Tropen angebaut wird, zählt auch heute noch in vielen Ländern zu den Grundnahrungsmitteln. Obwohl das in Deutschland nicht so ist, kann man Kokosnüsse auch hier das ganze Jahr über kaufen, da sie in die ganze Welt exportiert werden. In Deutschland ist die Kokosnuss allerdings mehr wegen ihres Öls bekannt, denn das ist in den letzten Jahren sehr populär geworden. Besonders bei den Menschen, die den Einfluss von Lebensmitteln auf die Gesundheit des ganzen Organismus erforschen. In der Volksmedizin der asiatischen und pazifischen Inselbevölkerung gehört Kokosöl zu den üblichen Heilmitteln der Natur. Doch erst vor etwa fünfzehn Jahren ist es auch hierzulande bekannt geworden.

Das Kokosöl hat einen so großen Ernährungswert, dass es in jedem Haushalt zu den Grundnahrungsmitteln gezählt werden müsste. Darüber hinaus sind seine anderweitigen Vorteile enorm, so dass alle, die Wert auf ihre Gesundheit, Körperpflege und einen ökologischen Haushalt legen, möglichst viel darüber erfahren sollten.

Warum kam es eigentlich erst so spät dazu, über die gesundheitlichen Vorteile der Kokosnuss beziehungsweise des Kokosöls zu erfahren? Da sind zunächst die starken politischen und pharmazeutischen Lobbys, die ein relativ preiswertes, aber trotzdem für viele Beschwerden super wirksames Mittel am liebsten vor allen Nutzern verstecken würden. Es macht sich anscheinend besser bezahlt, diverse Pillen und Salben der Pharmaindustrie zu kaufen (die manchmal mehr schaden, als nützen), als auf die naturbelassenen und völlig nebenwirkungsfreien Lebensmittel zurückzugreifen. Dabei ist das Kokosöl für die ganze Familie geeignet, angefangen bei den Babys bis ins hohe Alter.

KOKOSÖL – EIN ALLROUND TALENT FÜR MENSCH, TIER, HAUSHALT UND KÜCHE

Das Kokosöl wird aus dem getrockneten Kokosfleisch gewonnen. Sein Hauptbestandteil ist die Laurinsäure, die schon im Altertum als ein natürliches Mittel gegen Insektenstiche oder zur besseren Verdauung bekannt war. „Laurin" kommt vom lateinischen Wort für Lorbeer, denn damals war ja die Kokosnuss in Europa nicht bekannt; die Laurinsäure kommt aber auch in Lorbeerblättern vor, und wurde genutzt. Gutes Kokosöl (Bio und kaltgepresst) enthält von 45% bis 59% der Laurinsäure, die sowohl gegen Viren, als auch gegen Bakterien wirksam ist. Es ist interessant, dass es auch eine zweite Quelle für Laurinsäure gibt. Sie ist nämlich in der Muttermilch enthalten, und dient zur Entwicklung des Immunsystems beim Baby. Daraus ist ersichtlich, um was für einen wichtigen Bestandteil es sich hier handelt.

Ein weiterer Grundstoff ist die Caprylsäure. Sie fördert die Entwicklung der „guten Bakterien", insbesondere der Milchsäurebakterien. Sie sind dazu da, um die Parasiten im Verdauungtrakt zu vernichten. Die Vorteile des Kokosöls im Vergleich zu anderen Ölen sind die mittelkettigen Fettsäuren, die im menschlichen Organismus leicht verdaut und aufgenommen werden, und die Verdauung nicht strapazieren. Diese Fettsäuren belasten nicht das Blut, sondern fließen direkt in die Leber, wo sie in Energie umgewandelt werden.

In vielen Ländern, besonders in den Tropen, wo das Kokosöl in jeder Form und für alles genutzt wird, sind die Menschen überdurchschnittlich gesund. Eine spezifische Gruppe der Einwohner aus der polynesischen Inselgruppe, die in ihrer Ernährung mehr als 60% Kokosöl verwendet, hat eine sehr niedrige Rate an Herzkrankheiten; im Vergleich dazu ist ein erhöhter Cholesterinspiegel und Herzkrankheiten die Todesursache Nummer 1 in Amerika.

Noch einige nützliche Anmerkungen über das Kokosöl, bevor wir mit den praktischen Ratschlägen anfangen.

Es gibt zwei Hauptarten von Kokosnussöl auf dem

Markt. Beide können für alle Zwecke verwendet werden, die hier empfohlen werden, aber die beste Wahl ist *nicht* raffiniertes Kokosöl:

• Raffiniertes Kokosöl: Diese Art von Kokosnussöl riecht oder schmeckt nicht wie Kokosöl. Der Raffinierungsprozess entfernt einige Komponenten seines Nährwertes, und obwohl es nützlich ist, ist es nicht so effizient wie nicht raffiniertes Kokosnussöl.

• Nicht raffiniert, auch "extra nativ" genannt: Diese Art von Kokosnussöl hat den Raffinierungsprozess nicht durchlaufen und behält seinen Geschmack und Geruch. Beim Kochen erzeugt es einen leichten Kokosnussgeschmack. Wenn du es äußerlich anwendest, erhältst du einen feinen Duft von Kokosnuss. Es behält seinen ganzen Nährwert, und ist deshalb effizienter, als das raffinierte Öl. Für die beste Qualität kaufe deshalb reines Bio-Kokosöl.

Ein paar weitere Bemerkungen noch über Dosierungen. Wie viel Kokosöl solltest du nehmen, wenn du es nur als natürliches Heilmittel oral ein-nimmst? Die empfohlene Tagesdosis hängt davon ab, wie viel du wiegst, und beträgt zwischen 1-4 Esslöffel. Für einen Erwachsenen von 65 kg oder mehr beträgt die Dosierung 3 Esslöffel. Für einen Erwachsenen 75 kg oder mehr ist die Dosierung 4 Esslöffel.

Doch genug der Theorie, wenden wir uns lieber den praktischen Anwendungen des Kokosöls zu.

KOKOSÖL FÜR DIE GESUNDHEIT

Bei kleineren oder größeren gesundheitlichen Problemen ist es empfehlenswert, immer das Kokosöl zur Hand zu haben. Vieles, was uns gesundheitlich belastet oder stört, kann mit Kokosöl gelindert oder sogar ganz behoben werden.

Abnehmen - Wenn Zucker die Hauptursache für deine Gewichtszunahme ist, kannst du endlich dein Wunschgewicht erreichen, indem du Heißhungerattacken kontrollierst. Noch dazu ist Kokosöl ideal für deinen Stoffwechsel, und ein gut funktionierender Stoffwechsel ist für das Purzeln der Pfunde und das Halten des erreichten Gewichts verantwortlich. Sei deshalb nicht überrascht, wenn du nach ein paar Wochen feststellst, dass deine Wage weniger Kilos anzeigt!

Akne - die Teenager wissen darüber ein Lied zu singen. Für viele sind die Pickel im Gesicht ein Albtraum. Bei diesen Problemen muss man nur täglich auf die betroffenen Stellen etwas Kokosöl auftragen, und bald verschwinden die lästigen Pickel.

Allergische Reaktionen - (Brennnesselstiche, Insektenstiche usw.) klingen rasch ab, wenn man die Stellen mit Kokosöl einreibt.

Alzheimer und Demenz - Kokosöl kann man wirklich als Nervennahrung bezeichnen, denn Studien konnten belegen, dass in Bevölkerungsruppen, in denen Kokosöl zu den Grundnahrungsmitteln gehört, wesentlich weniger Menschen an Demenz erkranken, als in den Industrieländern. Naturbelassenes Kokosöl **ist** eine wunderbare Energiequelle für das menschliche Gehirn.

Bindehautentzündung - eine Bindehautentzündung kann man auf natürliche Weise auch zu Hause behandeln. Bindehautentzündungen können verschiedene Ursachen haben und benötigen möglicherweise Antibiotika oder andere Medikamente, um zu heilen, aber wenn man eine schnelle Hilfe braucht, kann man zuerst Kokosöl als Heilmittel verwenden. Die heilenden Eigenschaften von Kokosnussöl sind in einigen Fällen wirksam, und es kann sein, dass die Bindehautentzündung von alleine ausheilt, wenn man das Öl auf die Augenlider tupft. Einfach auf einen Wattebausch auftragen und anschließend mit einer warmen oder kalten Kompresse bedecken. Wärme lindert das Jucken der Augen, und Kälte lässt die Schwellungen zurückgehen.

Blaue Flecken - wenn man sich irgendwo angestoßen hat, hilft es, wenn man die Stelle mit Kokosöl einreibt. Blaue Flecken werden kaum erscheinen, oder sehr schnell verschwinden.

Grippe vorbeugen - Kokosöl ist großartig, um die Grippe zu verhindern, da es so gut für das Immunsystem ist. Wenn du feststellst, dass Grippesymptome auftreten oder jemand in deiner Familie Grippe hat, nimm alle paar Stunden einen Esslöffel Kokosöl. Wenn du das tust, wird die Grippe im Allgemeinen über Nacht verschwinden.

Hämorrhoiden - diese schmerzenden Knoten, die große Probleme schaffen können, werden viel leichter ertragen, und verschwinden bald, wenn sie täglich mit Kokosöl behandelt werden.

Halsentzündung - bei einer beginnenden Halsentzündung einen Esslöffel Kokosöl langsam im Mund schmelzen und im Hals herunter gleiten lassen. Das Öl wird den Rachenraum umspülen und vor Halsentzündung schützen.

Heuschnupfen - Leidest du unter Allergien? Auch das wird mit Kokosöl der Vergangenheit angehören. Tupfe mit einem Wattestäbchen in jedes Nasenloch ein wenig Kokosöl. Wie das funktioniert? Die Pollen und Sporen, die in deine Nase eindringen und dich reizen, bleiben am Öl haften. Dadurch werden sie daran gehindert, durch die Nase in den Körper zu gelangen, wodurch die Symptome deutlich reduziert werden.

Krampfadern – neigst du zu Krampfadern? Massiere sie mit Kokosöl, du wirst erstaunt sein, wie schnell sie geschmeidig werden und weniger hervorstehen.

Läuse loswerden - Kinder erwischen manchmal Kopfläuse. Du kannst sie loswerden, indem du regelmäßig Kokosnussöl auf die Kopfhaut aufträgst, bis sie verschwunden sind. Behandele die Kopfhaut danach mit Essig, denn er hilft, die Läuseeier von den Haaren zu lösen, nachdem das Kokosöl sie erstickt hat. Manche Leute finden, dass diese Behandlung schon beim ersten Mal funktioniert. Für hartnäckigere Fälle benötigt man möglicherweise mehrere Anwendungen. Keine Sorge - Essig und Kokosöl sind großartig für dein Haar!

Magensäure - wenn man befürchtet, dass nach dem Essen der Magen empfindlich reagiert, ist es ratsam, der Mahlzeit einen Teelöffel Kokosöl hinzuzufügen.

Mundpflege - Öl ziehen ist heutzutage angesagt! In diesem Fall geht es um die Verwendung von Kokosnussöl anstelle von Mundwasser. Aber da Kokosnussöl eine dickere Textur hat, und zuerst leicht erwärmt werden muss, sollte das Öl ziehen etwa 10-20 Minuten dauern. Um sich abzulenken, kann man währenddessen duschen oder sich rasieren. Es schäumt im Mund und zieht die Keime an sich. Zum Schluss spuckt man das Ganze aus und spült den Mund. Bitte nicht ins Waschbecken spucken, sondern in ein Papiertaschentuch, das man dann entsorgt.

Muskelkater - nach dem Sport, wenn Muskeln schmerzen, reiben wir sie mit Kokosöl ein. So vermeidet man Muskelkater, oder zumindest wird er nicht so schmerzhaft.

Nasenbluten – wenn du häufig an Nasenbluten leidest, reibe die Nasenhöhlen regelmäßig mit Kokosöl ein. So werden die feinen Äderchen geschmeidiger, und platzen nicht so leicht.

Natürliche Erkältungssalbe – Brauchst du Hilfe beim Einschlafen, während du krank bist? Mische dir eine natürliche Erkältungssalbe mit Kokosöl, Bienenwachs, Eukalyptusöl, Pfefferminzöl, Rosmarinöl und Nelkenöl. Dies ist eine großartige, natürliche Alternative zu der im Laden gekauften Sorte.

Ohrenentzündung - besonders nach dem Schwimmen, wenn Wasser in den Gehörgang gelangt, sollte man einige Tropfen Kokosöl mit zwei-drei Tropfen Knoblauchöl vermischen und ins Ohr träufeln. Bald wird man das lästige Ohrenrauschen los.

Ohren frei legen - Hast du Ohrenschmalz in den Ohren? Verwende eine Pipette, um mehrere Tropfen Kokosöl ins Ohr zu geben, und neige dann den Kopf in die andere Richtung, damit es abtropfen kann. Normalerweise wird der größte Teil davon sofort abfließen, aber der Rest wird langsam den ganzen Tag über abtropfen. Das Öl hilft dabei, das Ohrenschmalz weich zu machen und das Ohr freizulegen.

Pilzinfektionen - Fußpilz (sog. Athletenfuß). Bei diesen Beschwerden mischt man das Kokosöl mit einigen Tropfen Oregano- oder Teebaumöl, um die Wirkung gegen Pilze noch zu verstärken. Zweimal täglich die Füße damit einmassieren.

Sonnenbrand - Kokosöl kann man verwenden, um eine natürliche Sonnencreme zu machen; ebenso kann man einen schon bestehenden Sonnenbrand lindern. Mache dir eine 1-zu-1-Mischung aus Kokosöl und Aloe Vera Gel und reibe sie sanft in die Haut ein, wo du den Sonnenbrand erwischt hast. Die Mischung wirkt beruhigend auf die Verbrennung. Wenn du die Mischung vor dem Auftragen in den Kühlschrank stellst, ist die Wirkung noch besser.

Verstopfung natürlich beseitigen - Kokosöl ist ein natürliches Abführmittel. Es beschleunigt den Stoffwechsel und hilft, den Stuhl weicher zu machen. Zu diesem Zweck nimm am besten das nicht raffinierte Kokosöl ein, weil im raffinierten Öl keine Fasern sind, die du brauchst. Schon mit einem oder zwei Teelöffeln kann eine Besserung eintreten, aber man kann bis zu zwei Esslöffel verwenden. Gib dem Körper etwas Zeit, sich anzupassen, also fange klein an, wenn du Kokosnussöl vorher nie genommen hast. Zu viel kann bei einigen zum Durchfall führen, und das wollen wir ja nicht.

Zahnschmerzen - bevor du zum Zahnarzt gehst, als erste Hilfe, mische Kokosöl mit einem Tropfen Nelkenöl und massiere damit das Zahnfleisch um den schmerzenden Zahn. Aber das ist nur eine Notlösung, für alles Weitere konsultiere bitte dienen Zahnarzt.

KOKOSÖL FÜR DIE KÖRPERPFLEGE

Cellulite loswerden - Wenn du diese schreckliche Orangenhaut hast, würdest du wahrscheinlich alles tun, um sie loszuwerden. Viele versprochene Cellulite-Behandlungen funktionieren nicht wirklich, aber hier ist eine, die es tut. Benutze eine weiche Borstenbürste und streiche über deine Beine nach oben zu deinem Herzen. Das nennt man Trockenbürsten. Nachfolgend das Kokosöl auf den gleichen Bereichen auftragen. Bei regelmäßiger Anwendung solltest du nach einigen Monaten eine Verringerung der Cellulite feststellen.

Deo Creme - das ist noch ein feines und einfaches Rezept für eine gut wirkende und völlig natürliche Deo Creme. Du brauchst 3 Esslöffel Kokosöl, 1 Esslöffel Speisestärke, 1 Esslöffel Natron und 6-10 Tropfen ätherisches Öl nach deiner Wahl (Teebaumöl, Salbei, Zitrone, Lavendel usw.). Das Kokosöl im Wasserbad schmelzen, alle anderen Zutaten dazu geben und verrühren, und alles in einen gereinigten Cremetiegel umfüllen. Danach eine Zeit lang zum Abkühlen in den Kühlschrank stellen. Das Deo sollte innerhalb von einem Monat aufgebraucht sein, dann kannst du ein neues machen.

Deo zum Selbermachen - Ersetze dein Deodorant. Ein handelsübliches Deodorant enthält alle möglichen Chemikalien, und du willst nicht, dass diese Chemikalien in deine Haut eindringen, oder? Eine gute Alternative dazu ist ein Deo aus Kokosöl. Mische 1/3 Tasse Kokosnussöl mit 1/4 Tasse Backpulver, 1/4 Tasse Pfeilwurzpulver, 4 Esslöffel Maisstärke und alle ätherischen Öle, die du für den Duft wünschst. Das Kokosöl und das Backpulver tragen zur Konsistenz bei, so dass du das Rezept so modifizieren kannst, dass du genau die Konsistenz bekommst, die du suchst. Bewahre es in einem kleinen Glas auf und genieße es.

Fußpeeling - Mische Kokosöl mit etwas grobem Meersalz und du bekommst eine kräftige Peeling-Zubereitung. Das funktioniert vor allem gut auf den Fußsohlen. Du kannst harte Sohlen auf diese

Weise wieder samtweich machen

Geschwollene Augen - Wachst du mit geschwollenen Augen auf? Schwellungen um deine Augen können dich müde und alt aussehen lassen. Für ein frisches, jugendliches Aussehen, trage eine kleine Menge Kokosnussöl um die Augen auf, bevor du schlafen gehst (du kannst es sogar ohne Probleme auf die Augenlider auftragen). Wenn du morgens aufwachst, sollten sich die Schwellungen zurückgebildet haben.

Gesichtsmaske - Wenn du gerne Gesichtsmasken verwendest, um den Teint aufzuhellen, kannst du deine eigene Gesichtsmaske aus Kokosöl und Honig herstellen. Mische sie so zusammen, dass du die Konsistenz erhältst, die du von einer Gesichtsmaske erwarten würdest. Ein großartiger Zusatz ist Karottensamenöl. Dies wird helfen, deinen Hautton zu verbessern. Trage es auf, warte etwa fünfzehn Minuten und wasche es dann ab. Es sollte wirklich deinen Teint klären und ihm einen schönen Schimmer geben.

Gesichtspeeling - Mische Kokosöl mit Natron im Verhältnis 1 zu 1 und verteile es auf dem Gesicht. Dies ist ein großartiges Peeling-Mittel und entfernt alle Arten von Schmutz und abgestorbenen Hautzellen aus dem Gesicht. Der Teint sollte sichtbar heller sein, wenn du fertig bist.

Graue Haare verdecken - Erstaunlich aber wahr! Mit einer ganz einfachen, natürlichen Mischung kannst du graue Haare verschwinden lassen. Und du brauchst zur zwei Zutaten dazu! Vermische 3 Esslöffel frischen Zitronensaft mit 50 ml organischem Kokosöl. Diese Mischung in die Kopfhaut einmassieren und mindestens eine Stunde so stehen lassen. Dann die Haare ausspülen und normal mit dem Shampoo deiner Wahl waschen. Wenn du das einmal pro Woche machst, wirst du über das Resultat erstaunt sein!

Haare dicht und glänzend - dies ist eine Universalmaske für dichtes und seidig glänzendes Haar. Mixe eine Banane, einen Esslöffel Honig und einige Esslöffel Kokosöl. Diese Mischung auf das gewaschene Haar auftragen, aber nicht auf die Kopfhaut einmassieren. Ein warmes Handtuch um das Haar wickeln und mindestens eine halbe Stunde einwirken lassen. Dann wieder auswaschen. Diese Maske wird dein Haar dicht, weich und glänzend machen.

Haarausfall - Um Haarausfall zu vermeiden, ist es nützlich, vorzusorgen. Eine gute Methode ist die folgende: in einem kleinen Topf mische und erwärme 3 Esslöffel Kokosöl und 2 Esslöffel Salbei. Einige Minuten warten, bis der Salbei sein Aroma freigelassen hat. Die abgekühlte Mischung auf die Kopfhaut einmassieren, die Duschhaube aufsetzen und über Nacht einwirken lassen. Am Morgen das Haar wie gewohnt mit einem milden Shampoo waschen. Diese Kopfmaske ist auch gut gegen **Schuppen.**

Körperbutter selber machen - Kombiniere Kokosöl mit Sheabutter. Lass beides im Wasserbad schmelzen und schlage es danach auf, bis die Mischung eine schöne leichte, flaumige Konsistenz annimmt. Du kannst nach Wunsch ätherische Öle hinzufügen, wenn du einen besonderen Duft bevorzugst. Dies ist ein schnelles, einfaches Rezept!

Make-up Grundierung - Verwende es als Grundierung, bevor du das Make-up aufträgst. Wenn es dir schwerfällt, das Make-up glatt und gleichmäßig aufzutragen, ist eine Grundierung ein guter Schritt. Trage ein wenig Kokosöl auf das Gesicht auf. Warte, bis es in die Haut eingezogen ist, und sich weich und trocken anfühlt, und trage dann die Grundierung auf. Du kannst auch gute Ergebnisse erzielen, wenn du die Grundierung und das Kokosnussöl kombinierst und so anwendest.

Make-up Entfernung - Entferne dein Make-up auch mit Kokosöl! Es hat sich herausgestellt, dass Kokosöl nicht nur hervorragend zum Auftragen von Make-up geeignet ist, sondern auch zum Entfernen von Make-up. Massiere das Kokosöl ins Gesicht und warte eine Minute. Dann wische es zusammen   mit dem Make-up ab. Dies funktioniert besonders gut, wenn du Schwierigkeiten hast, wasserdichtes Make-up zu entfernen.

Nägel - streiche ein wenig Kokosöl auf deine

Fingernägel und in das Nagelbett. Das Öl macht die Nägel schön glänzend und schützt das Nagelbett vor Austrocknung.

Nagelhaut - Wenn das Nagelbett trocken und schuppig ist, kannst du es mit Kokosöl einreiben. Du kannst auch Kokosnussöl auf die Nägel auftragen, da es den Heilungsprozess beschleunigt und Infektionen um die Nägel herum verhindern oder sogar heilen kann.

Rasiercreme selber machen - Nicht zufrieden mit deiner Rasiercreme? Ersetze sie mit Kokosnussöl. Kokosöl ist frei von Chemikalien und wirkt auf empfindlicher Haut viel besser! Es wird für eine glatte Oberfläche sorgen, so dass es etwas Anpassung braucht, um sich daran zu gewöhnen, aber sobald du das tust, wirst du nie wieder eine Rasiercreme benutzen. Das Kokosöl löst außerdem die rasierten Haare aus den Rasierklingen, so dass sie leicht zu waschen sind. Eine halbe Stunde vor der Rasur solltest du den Bereich für die Rasur vorbereiten. Dies reduziert Reizungen, die durch den Rasierer verursacht werden.

Schwangerschaftsstreifen - die Schwangerschafts-streifen sind jene unschönen Streifen, die während der Schwangerschaft oder nach einer schnellen Gewichtsabnahme oder einem Wachstums-schub auf deinem Körper auftreten. Wenn sich Dehnungsstreifen bilden, reibe etwas Kokosnussöl in die Haut ein, um zu verhindern, dass sie sich verschlimmern. Du kannst möglicherweise ihr Aussehen im Laufe der Zeit auch mit Kokosöl reduzieren.

Tiefenreinigung des Gesichts - für eine tiefe Reinigung des Gesichts mische Rizinusöl und Kokosöl im Verhältnis 1:1. Reibe damit das Gesicht ein, lasse es ein wenig einwirken, und wasche es dann mit lauwarmem Wasser ab.

Trockenes, brüchiges Haar - Wenn du trockenes, brüchiges Haar und Schuppen hast, musst du deine Kopfhaut mit natürlichen Ölen stärken. Kokosnussöl funktioniert in diesem Fall erstaunlich gut! Alles, was du tun musst, ist, eine kleine Menge des festen Öls zwischen den Händen zu zerreiben, und dann in die Kopfhaut einzumassieren. Die

Wärme der Hände reicht, um das Öl geschmeidig zu machen. Es wird das Haar glatt und seidig machen, und beugt Schuppen und struppigem Haar vor. Probiere es aus, der Effekt ist erstaunlich! Achte nur darauf, es nicht zu übertreiben, denn ein Zuviel wird das Haar fettig aussehen lassen.

Trockene Haut - Lasse deine Haut niemals austrocknen. Das Kokosöl ist perfekt für die trockenen Wintermonate! Du kannst es auf dem Gesicht, den Händen und Füßen – eigentlich überall verwenden. Wenn du es zum ersten Mal anwendest, wirst du ein leichtes, fettiges Gefühl haben, aber das Öl wird bald in die Haut eindringen. Nach ein paar Minuten wird das fettige Gefühl durch eine schöne weiche Textur ersetzt.

KOKOSÖL FÜR SCHWANGER-
SCHAFT UND KINDER

Baby-Lotion ersetzen - Ersetze die käufliche Baby-Lotion. Das ist noch eine weitere, großartige Verwendung für Kokosöl. Du kannst deine im Geschäft gekaufte Baby-Lotion durch eine natürliche Mischung ersetzen, die perfekt für empfindliche Haut ist. Rühre eine halbe Tasse Kokosöl in rohe und unraffinierte Sheabutter, bis du die erwünschte Textur hast. Und fertig ist die perfekte Baby-Lotion!

Babynahrung anreichern - Wenn du das Baby mit Babynahrung fütterst, kannst du sie vielleicht mit etwas Kokosöl anreichern. Dies fügt Laurinsäure hinzu, die ein wichtiger Bestandteil der Muttermilch ist. Dies macht Babynahrung zu einer nahrhafteren Substanz.

Babypo reinigen - Wenn du nach dem großen „Geschäft" ohne viel Mühe den Po deines Babys sauber machen willst, solltest du das nächste Mal etwas Kokosnussöl auf seinen Po verreiben, wenn er sauber ist. Das verhindert das Festkleben und erleichtert das Wechseln der Windeln. Und das Beste daran: dies verhindert gleichzeitig Windelausschlag!

Brustwarzen pflegen - Wenn das Stillen deine Brustwarzen irritiert, kannst du Kokosöl auftragen, um sie zu pflegen. Es ist eine gute Alternative zur Lanolin Creme.

Hautirritationen heilen - So wie bei Erwachsenen das Kokosöl für Akne gut funktioniert, funktioniert es auch für alle Altersgruppen. Kinder und Jugendliche können es anwenden, und du kannst es auch bei deinem Baby verwenden. Dieses sanfte, feuchtigkeitsspendende Öl hilft, den Hautton deines Babys auszugleichen und Hautirritationen zu reduzieren.

Massageöl - Kokosöl ist ein perfektes Massageöl für Babys. Die Massage eines Babys hat viele Vorteile; sie ist beruhigend, kann Verstopfung lindern, kann zu besserem Schlaf führen und kann das zentrale Nervensystem stimulieren.

Milchschorf bekämpfen - Massiere etwas Kokosöl in die Kopfhaut des Kindes ein, lass es ein paar Minuten einziehen und wasche es mit einem warmen Tuch ab.

Morgendliche Übelkeit - Du bist schwanger und leidest an morgendlicher Übelkeit? Mit einem Esslöffel Kokosöl kannst du deinen Magen beruhigen. Vielleicht kannst du das zu deiner morgendlichen Routine während der Schwangerschaft machen.

Muttermilch, Qualität und Fluss - Stillende Mütter berichten oft, dass sie in der Lage sind, die Qualität und den Fluss von Muttermilch durch den Verzehr von Kokosöl zu steigern. Probiere einen Esslöffel pro Tag und beobachte was passiert. Muttermilch, die auf diese Weise gestärkt wurde, kann nahrhafter sein und kann deinem Baby helfen, gesund zu wachsen und sich zu entwickeln.

Ohrinfektionen bei Kleinkindern - Kokosnussöl eignet sich nicht nur zur Behandlung von Ohrinfektionen bei Erwachsenen, sondern auch zur Behandlung von Kleinkindern. Wenn du zu Hause

Ohrinfektionen behandelst, musst du sehr vorsichtig sein, und nirgendwo ist das notwendiger als bei Säuglingen. Eine sichere natürliche Substanz, die du sogar bei Babys verwenden kannst, ist Kokosöl. Verwende eine Pipette, um ein paar Tropfen in das infizierte Ohr zu geben. Die antimikrobiellen Eigenschaften werden sofort funktionieren. Wenn du jedoch eine Beschädigung des Trommelfells vermutest, lass lieber einen Arzt entscheiden.

Soor behandeln - Wenn dein Baby eine Soor-Infektion hat, ist das Kokosöl eine gute natürliche Behandlung dagegen.

Spielknete für Kleinkinder, absolut ungefährlich- Brauchst du ein lustiges und sicheres Spielzeug für dein Kleinkind? Alles, was du brauchst, ist eine halbe Tasse Kokosöl (flüssig) und zwei Tassen Maisstärke. Mische sie zusammen und du wirst eine Knete erhalten. Da sie im Grunde genommen essbar ist, ist es eine sicherere Alternative zu handelsüblichem Kneteteig. Wenn du Lebensmittelfarbe hinzufügst, kannst du sie auch lustig einfärben.

Struppige Haare zähmen - Genauso wie du deine eigenen struppigen Haare mit Kokosöl zähmen kannst, geht es auch bei deinem Baby. Zähme also auch seine störrischen Locken mit etwas Kokosöl.

Weiche Babyhaut - wenn du willst, dass die Haut deines Babys weich und gut mit Feuchtigkeit versorgt ist, füge ein wenig Kokosöl ins Badewasser. Die Haut des Babys ist sehr empfindlich, und das Kokosnussöl verursacht keine Reizungen.

Windelausschlag bekämpfen - Viele Mütter berichten, dass Kokosöl hervorragend zur Verhinderung von Windelausschlag funktioniert. Einfach direkt auf die saubere Haut auftragen.

Wischtücher für Babys - Wenn du Babytücher aus Stoff verwendest, kannst du etwas Kokosöl auftragen, um sich die Arbeit zu erleichtern.

Zahnschmerzen lindern - Zahnen ist wichtig, aber lästig für Mutter und Kind. Wenn dein Baby beim Zahnen weint, kannst du vielleicht helfen, die Schmerzen und Entzündungen zu reduzieren, indem du Kokosnussöl mit etwas Nelkenöl vermischst und direkt auf das Zahnfleisch reibst. Alternativ kannst du das Öl direkt auf ein Kinderspielzeug auftragen, an dem dein Baby gerne beißt. Dies kann einige der Entzündungen und Schmerzen lindern.

KOKOSNUSSÖL FÜR UNSERE HAUSTIERE

Genauso wie du Kokosnussöl für deine persönliche Hygiene verwenden kannst, wirst du feststellen, dass es auch sehr praktisch für die Tierhygiene und die Gesundheit deiner Lieblinge ist. Hier sind ein paar gute Möglichkeiten, wie du Kokosnussöl für die Tierpflege verwenden kannst.

Beruhigt trockene und gereizte Haut - Die feuchtigkeitsspendenden Eigenschaften, die bei deinem Hund die Schuppen bekämpfen, machen es auch zu einer wunderbaren Behandlung für juckende, trockene Haut. Kokosöl ist sehr beruhigend und reduziert Irritationen schnell.

Darmparasiten behandeln - Die heilenden Eigenschaften von Kokosnussöl können deinem Haustier helfen, sich von einem Darmparasiten zu erholen. Trotzdem musst du immer dein Tier zum Tierarzt bringen, um die Medikamente zu erhalten, die dein Tier braucht. Kokosnussöl kann in Verbindung mit den vom Tierarzt empfohlenen Behandlungen helfen.

Desodoriere deinen Hund - Bei einigen Hunden ist ein gutes Bad alles, was nötig ist, um einen schlechten Geruch zu entfernen, aber wenn der Körpergeruch deines Hundes anhält, kannst du Kokosnussöl als Desodorierungsmittel versuchen. Lasse es für ein paar Stunden einwirken, und dann kannst du es abspülen. Er sollte seinen schlechten Geruch zumindest für eine Weile loswerden.

Diabetes verhindern oder kontrollieren - Früher haben wir über Kokosöl als Hilfsmittel zur Kontrolle des Blutzuckerspiegels beim Menschen gesprochen. Du kannst Kokosnussöl auch verwenden, um den Blutzuckerspiegel deines Haustieres zu stabilisieren und Diabetes zu verhindern oder zu behandeln.

Energie steigern - Wenn dein Haustier den ganzen Tag herumliegt und einen Energieschub brauchen kann, versuche, ein wenig Kokosöl zu der Ernährung deines pelzigen Begleiters hinzuzufügen. So wie Kokosöl die Energie für den Menschen steigern kann, kann es auch bei Haustieren die gleiche Wirkung haben.

Euter Balsam - Eigene Kühe oder Ziegen? Wenn du Tiere hast, die du melken musst, kannst du Kokosöl als beruhigenden Euterbalsam verwenden.

Frischer Atem beim Hund - Wenn dein Hund schlechten Atem hat, könnte es daran liegen, dass Keime in seinem Mund den üblen Geruch erzeugen. Mische in sein Hundefutter ein wenig Kokosöl. Das kann ihm helfen, diese Keime zu töten und den Geruch loszuwerden.

Flöhe loswerden - Viele Erzeugnisse gegen Flöhe für Hunde haben gefährliche chemische Inhaltsstoffe und können ernsthafte Gesundheitsprobleme verursachen. Ätherische Öle werden manchmal als eine Alternative empfohlen, aber sie können für einige Hunde ein bisschen zu intensiv sein. Kokosöl bietet eine sichere, natürliche und gesunde Alternative. Reibe es für ein paar Stunden in die Haut deines Hundes und spüle es dann ab. Wenn du das einmal täglich machst, kannst du einen zukünftigen Flohbefall verhindern.

Gesunde Gelenke - Viele Hundebesitzer haben bei Hunden, die sie mit Kokosöl füttern, eine bessere Beweglichkeit der Gelenke beobachtet. Sie erhalten die besten Ergebnisse mit täglichen Dosierungen.

Gewicht reduzieren - Wenn dein Liebling einige Pfunde zu viel auf den Rippen hat, kann Kokosöl bei einem Gewichtsverlust helfen. Kombiniere diese Behandlung mit mehr Bewegung und einer gesunden Ernährung für die besten Ergebnisse.

Glänzendes Fell - Wie du schon weißt, ist es für dein eigenes Haar von Vorteil, wenn du es mit Kokosöl behandelst. Du kannst es deshalb auch in kleinen Mengen auf das Fell deines Hundes oder deiner Katze auftragen. Aber Vorsicht, ein Zuviel wird das Fell verkleben.

Eichhörnchen vom Vogelfutterhäuschen fernhalten - Versuchst du auch immer, Eichhörnchen davon abzuhalten, das Vogelfutter aus dem Häuschen zu stehlen? Wenn dein Vogelfutterhäuschen auf einer Stange angebracht ist, kannst du die Stange mit Kokosöl bestreichen, um es rutschig zu machen. Dadurch werden die Eichhörnchen es kaum schaffen, die Stange hoch zu klettern.

Hundeshampoo - Wenn du etwas Geld sparen und auch sicherstellen möchtest, dass du ein hochwertiges Bio-Produkt verwendest, kannst du ein Shampoo für deinen Hund herstellen, indem du einen Esslöffel Kokosöl mit 3 Esslöffeln flüssiger Kastialseife, 1 Tasse Essig und 4 Tassen heißem Wasser vermischst. Es funktioniert sehr gut und ist perfekt für einen Hund mit empfindlicher Haut!

Hormone regulieren - Kokosnussöl kann helfen, gesunde Schilddrüsenfunktion bei deinen Haustieren zu fördern. Die Schilddrüse deines Haustiers ist verantwortlich für die Regulierung der Hormonproduktion. Eine gesunde Schilddrüse bedeutet ein gesundes Haustier.

Insektenstiche heilen - Wenn dein Haustier an juckenden Insektenstichen leidet, kannst du die

Bisse lindern und die Heilung beschleunigen, indem du ein wenig Kokosöl direkt auf die Stichstellen aufträgst.

Kaninchenfell glänzend machen - Wenn du ein Kaninchen hast, kannst du sein Fell auch mit Kokosöl pflegen. Du brauchst wirklich sehr wenig davon, und das Fell des Kaninchens wird immer schön seidig glänzen.

Meerschweinchen - Meerschweinchen können leicht an trockener, gereizter Haut leiden. Diese kann man leicht beruhigen, wenn du die Haut des Meerschweinchens mit einem Teelöffel Kokosöl im Meerschweinchen-Shampoo befeuchtest. Alternativ kannst du einfach ein wenig davon direkt anwenden.

Ohren sauber halten - Dies ist eine der beliebtesten Anwendungen für Kokosöl bei Haustieren. Hole den Schmutz aus den Ohren deines Hundes sicher, einfach und leicht mit einem in Kokosöl getränktem Wattestäbchen heraus. Dies kann helfen, Infektionen zu verhindern.

Pfotenballen pflegen - Wenn im Winter die Pfotenballen deines Vierbeiners trocken oder rissig sind, kann das Auftragen von etwas Kokosnussöl helfen, seine Pfoten zu befeuchten, zu beruhigen und zu heilen.

Schnelle Heilung von Hautinfektionen - Die antimikrobiellen Eigenschaften in Kokosnussöl machen es zu einer großartigen Behandlung für ein Haustier, bei dem gerade eine Infektion ausheilt. Das Kokosöl hilft nicht nur, Entzündungen zu lindern, es beschleunigt auch die Heilung, indem es die Infektion bekämpft.

Schnelle Wundheilung - Wenn dein Hund sich geschnitten oder irgendwie verletzt hat, beschleunigt Kokosöl den Heilungsprozess und beugt Infektionen vor.

Schuppen - Wie du weißt, Kokosöl funktioniert gut, um Schuppen von deiner eigenen Kopfhaut zu entfernen. Es hat sich herausgestellt, dass es auch verwendet werden kann, um Schuppen aus dem Fell deines Hundes zu entfernen.

Stoffwechsel optimieren - Wenn deine Katze oder dein Hund einen langsamen Stoffwechsel hat, füge Kokosöl zur Ernährung hinzu. Mit der Zeit kann dies den Stoffwechsel beschleunigen, was für die allgemeine Gesundheit von großem Vorteil ist.

Verstopfung heilen - Kokosöl kann Verstopfungen für Menschen, aber auch für pelzige Freunde bekämpfen. Versuche, einen halben Teelöffel Kokosöl zu deinem Hunde- oder Katzenfutter hinzuzufügen.

Vogelfedern - Auch für deinen gefiederten Liebling kommt das Kokosöl zum Einsatz. Das funktioniert aber ein bisschen anders. Anstatt das Öl direkt auf die Federn des Vogels aufzutragen, fügst du dem Futter deines Vogels etwas Kokosöl hinzu. Dadurch wird das Gefieder deines Vogels gesund, kräftig und leuchtend.

Zeckenschutz - Flöhe sind nicht die einzigen Schädlinge, die das Fell deines Hundes befallen können. Zecken sind gefährliche Schädlinge, die bei Hunden und Menschen zu schweren Erkrankungen führen können. Kokosnussöl kann helfen, Zecken daran zu hindern, sich in das Fell deines Vierbeiners zu verbeißen.

KOKOSNUSSÖL RUND UM DEN HAUSHALT – TIPPS UND TRICKS

Beseitigen der Rückstände von Aufklebern - Kaufst du ein neues Produkt und musst einen Aufkleber abziehen, der dann nicht restlos abgeht? Du kannst Kokosöl verwenden, um den Rückstand zu entfernen. Es funktioniert gut, wenn du es mit Backpulver mischst. Lasse den Rest ein paar Minuten in der Paste einweichen und dann schrubbe es einfach weg.

Bronze polieren - Du kannst Kokosöl als Politur für eine Reihe von verschiedenen Metallen verwenden, aber es funktioniert am besten für Bronze. Du brauchst nur ein winziges bisschen auf ein Baumwolltuch auftragen, und es wird die Bronze wieder glänzen lassen und vielleicht auch die Farbe hervorheben.

Etiketten von Flaschen entfernen - Dies hängt mit der obigen Verwendung zusammen. Manchmal möchtest du die Etiketten von Gläsern oder Flaschen abziehen, damit du sie für andere Zwecke verwenden kannst. Kokosnussöl kann die Etiketten lösen und dir helfen, sie abzunehmen. Ebenso können noch eventuelle Rückstände damit gelöst werden.

Fahrradketten fetten - auch das geht ganz einfach mit ein wenig Kokosöl

Gartengeräte reinigen - Verwende im Garten auch das Kokosöl, um dein Werkzeug zu reinigen. Dadurch kannst du Rost beseitigen, vorbeugen und dein Gartenwerkzeug allgemein in einem guten Zustand erhalten.

Geräte ein- und entfetten - Wenn du im Haushalt diverse Geräte benutzt und etwas fest steckt, kannst du es eventuell mit etwas Kokosöl wieder in Gang setzen. Ebenso kannst du es auch als Entfettungsmittel verwenden.

Gitarrensaiten reinigen - in kleinen Mengen angewendet werden Gitarrensaiten mit Kokosöl gereinigt und wieder geschmeidig gemacht

Glanz für Zimmerpflanzen - Einige Leute möchten gerne die Blätter von ihren Zimmerpflanzen zum Glänzen bringen, und kaufen ein kommerzielles Produkt für diesen Zweck. Diese Produkte enthalten Chemikalien und sind schlecht für deine Pflanzen. Ersetze dieses Blattglanz-Produkt durch Kokosöl. Es bewirkt den gleichen Effekt und ist viel gesünder für deine Pflanze und deine häusliche Umgebung.

Gusseisengeschirr wieder wie neu - Wenn du gusseisernes Geschirr benutzt, solltest du es gelegentlich erfrischen. Dadurch wird das Essen nicht an der Oberfläche haften. Dazu musst du den Ofen auf 200 Grad vorheizen. Inzwischen stelle die Gusseisenpfanne (Topf usw.) auf die Herdplatte, füge einen Teelöffel Kokosöl hinzu und warte bis es schmilzt. Dann drehe die Pfanne so, dass die ganze Oberfläche beschichtet ist. Lege daraufhin die Pfanne auf den Ofenrost mit der Oberseite nach unten. Lege eine Folie darunter, damit das Öl aufgefangen werden kann, und lasse die Pfanne eine Stunde lang backen. Warte, bis sie abgekühlt ist. Auf diese Weise kannst du das Leben deiner Gusseisenpfannen und Töpfe wesentlich verlängern.

Hände säubern - hast du in der Garage gearbeitet und die Hände sind voller Schmiere? Mische etwas Kokosöl mit Backpulver, und reibe die schmutzigen Hände damit ab. Du wirst sehen, der Schmutz geht ganz schnell weg, und die Hände werden geschont

Kaugummi entfernen - Klebt Kaugummi in deinem Haar, Kleidung oder auf dem Teppich? Mit ein wenig Kokosöl behandelt bekommst du ihn am leichtesten weg.

Kleiderstange geschmeidig machen - Wenn die Kleiderbügel schwer an der Stange gleiten, kannst du versuchen, Die Stange mit Kokosöl einzufetten. Dadurch werden die Kleiderbügel mit Leichtigkeit wieder darüber gleiten.

Möbelpolitur - Willst du Holzmöbel schnell aufpolieren, damit sie schön glänzen? Anstatt Möbelpolitur aus dem Laden zu kaufen, musst du nur ein wenig Zitronensaft in ein wenig flüssiges Kokosnussöl geben. Reibe ein bisschen davon auf deine Möbel und schon glänzen sie wieder wie neu! Du kannst es auf jeder Art von Holz verwenden.

Prothesen reinigen - Kokosöl ist ebenso hervorragend für eine Reinigung und Desinfektion von Zahnprothesen. Du gehst genauso vor, wie bei den Zahnspangen.

Ring vom Finger lösen - steckt dein Ring am Finger fest und lässt sich nicht abstreifen? Dann sollst du einfach etwas Kokosöl direkt auf den Ring auftragen und drehen. Du wirst sehen, der Ring wird sich leicht abstreifen lassen.

Rost entfernen - Wenn sich irgendwo Rost angesammelt hat, kannst du es leicht mit Kokosnussöl entfernen. Reibe das Öl ein, und lasse es für eine Stunde stehen. Das Öl wird den Rost aufweichen. Mit einem Schwamm und warmem Wasser wirst du den größten Teil des Rostes entfernen können.

Scharniere schmieren - wenn Fenster- oder Türscharniere quietschen, kannst du sie mit Kokosöl einschmieren, und sofort hört das lästige Geräusch auf.

Schneidebrettchen - Hast du hölzerne Schneidebrettchen? Dann weißt du sicher, dass sie nach einer Weile trocken und brüchig werden können. Wenn du willst, dass es immer tadellos bleibt, kannst du es ab und zu mit einer dünnen Schicht Kokosöl abwischen. Der gleiche Ratschlag hilft auch bei schönen **Holzschalen.**

Schönes Leder - Du kannst nicht nur Holz, sondern auch Leder mit Kokosöl verschönern.

Seife herstellen - Du kannst deine eigene Seife mit Kokosöl machen. Es gibt Unmengen an verschiedenen Rezepten, die du ausprobieren kannst. Benutze sie selbst, schenke sie Freunden oder verkaufe sie. Wunderbare Rezepte, um Seifen selber zu machen findest du z.B. hier: https://naturseife-und-kosmetik.de/category/naturseifen-2/

Staubansammlungen verhindern - Dies ist besonders hilfreich bei schwer zugänglichen Oberflächen wie oberen Regalen oder Deckenventilatoren. Trage eine dünne Schicht Kokosöl auf und sie wird verhindern, dass sich zu viel Staub ansammelt. Das bedeutet automatisch, dass du dort nicht so häufig Staub wischen musst.

Zahnspangen säubern - trägst du Zahnspangen? Dann kannst du sie prima mit Kokosöl reinigen. Reibe etwas Kokosöl auf die Spange und lasse es einige Stunden stehen. Spüle sie gründlich ab, und sie wird perfekt keimfrei und sauber sein.

EIGENE KOSMETIK MIT KOKOSÖL HERSTELLEN – PREISWERT, NACHHALTIG UND GESUND

Augencreme gegen Falten

Wie wir alle wissen, ist unsere Haut sehr zart, und verliert mit den Jahren ihre Spannung. So entstehen Falten, erst winzig, und dann immer tiefer.

Die sogenannten Lachfalten um die Augen gehören zu einem natürlichen Alterungsprozess, aber viele Frauen möchten diesen Vorgang so lange wie möglich hinauszögern. Natürlich gibt es kein Patentrezept gegen das Altern, aber dafür eine ganze Reihe von hochwertigen Kosmetikprodukten, die unsere Haut nähren und ihr die Feuchtigkeit zurückgeben. Somit werden die ersten kleinen Falten fast unsichtbar, und unser Gesicht strahlend.

Leider sind solche Kosmetikprodukte ziemlich teuer. Deshalb schlage ich vor, dir deine Creme für die Pflege der Haut um die Augen selber herzustellen; natürlich kannst du sie auch auf dem ganzen Gesicht verteilen, und der Haut ein ganz neues Aussehen verleihen. Und das Beste daran ist, du brauchst nur zwei Zutaten, und zwar:

- Kokosöl und
- Ätherisches Thymian Öl

Mische 1 TL Kokosöl mit ca. 10 Tropfen ätherischem Thymianöl. Trage diese Mischung mit sanften, massierenden, kreisenden Bewegungen auf die Haut um die Augen, die vorher gut gereinigt und trocken sein sollte. Diese Creme musst du 2 Stunden vor dem Schlafengehen auftragen. Sie wirkt wie ein Zauberelixier für die zarte Haut. Wenn dich die Falten im Gesicht stören, dann ist es natürlich ratsam, eine größere Menge dieser Creme herzustellen, und sie in einem Cremetöpfchen im Kühlschrank aufzubewahren. Sie ist sehr ergiebig. Über die Vorteile des Kokosöls für die Hautpflege weißt du ja schon Bescheid. Und das Thymianöl ist in der Kosmetik wegen seiner regenerierenden Eigenschaften, dem natürlichen Lifting Effekt und Faltenkorrektur sehr geschätzt. Sein süßlicher, tiefer und warmer Duft hebt unsere Stimmung und entspannt. Alles in allem – ein perfektes Kosmetikum für dein Gesicht.

Feuchtigkeitscreme für den ganzen Körper

Hier ein noch einfacheres Rezept für eine hervorragende Feuchtigkeitscreme für den ganzen Körper. Mit nur sehr wenig Kokosöl bekommst du eine Feuchtigkeitscreme, die monatelang hält und deine Haut elastisch und jung aussehen lässt.

Dazu brauchst du zwei Tassen nicht raffiniertes (extra natives) Kokosöl und einige Tropfen ätherisches Öl nach deiner Wahl für den Duft (Lavendel, Zitrone, Orange…). Das Öl gibst du in eine Schüssel und mixt es mit dem Schneebesen auf höchster Stufe, bis du eine weiche, flauschige Konsistenz erhältst. Dann kannst du es mit dem Duft deiner Wahl vermischen. Gib das Öl in ein Cremedöschen aus Glas, und bewahre es im Kühlschrank auf. Wenn du es so aufgemischt hast, wird es cremig und weich bleiben. Somit kannst du es einfach und bequem auf Gesicht und Körper auftragen. Diese Hautcreme ist nicht nur nahrhaft, sie ist auch gut bei Ausschlag, gegen Falten, Altersflecken und schlaffe Haut.

Körperpeeling

Oft muss man die abgestorbenen Hautzellen mit einem sanften Peeling entfernen. Dazu bietet sich wiederum das Kokosöl an. Dazu vermische eine halbe Tasse Kokosöl mit einer Handvoll Zucker oder Himalaya Salz. Massiere diese Mischung in die vom Duschen warme und feuchte Haut ein, bis sich alle Salz- bzw. Zuckerkörnchen aufgelöst haben.

Du wirst noch Stunden nach dem Duschen den feinen Duft spüren, und deine Haut wird klar und samtweich sein. Ein Nachcremen ist nicht nötig.

Rezepte

Shampoo mit Lavendel, Rosmarin und Kokosöl

Dieses wunderbar duftende hausgemachte Lavendel-Rosmarin Shampoo mit ätherischen Ölen ist eine gute Möglichkeit, ein feines und natürliches Shampoo zu Hause herzustellen. Dieses Rezept besteht aus 4 einfachen Zutaten, die alle eine Wohltat für dein Haar und die Kopfhaut sind. Rosmarin macht das Haar weich und glänzend und eignet sich auch hervorragend für trockene Kopfhaut und Schuppen. Lavendel ist wunderbar für trockene Kopfhaut und stimuliert das Haarwachstum. Kastilien Seife, richtig verdünnt, ist eine großartige Zutat für die Reinigung deiner Haare. Zwar schäumt sie weniger, als ein käufliches Shampoo, aber davon kann dein Haar nur profitieren.

Für das hausgemachte Lavendel-Rosmarin Shampoo brauchst du folgende Zutaten:

- 1/2 Tasse Lavendel Kastilien Seife
- 1 1/2 Tassen destilliertes Wasser
- 3 Teelöffel reines Kokosnussöl
- 1 - 3 Tropfen Lavendel ätherisches Öl
- 1 - 3 Tropfen Rosmarin ätherisches Öl

So gehst du vor:

1. Kokosöl in einem Topf mit warmem Wasser schmelzen.

2. Vermische destilliertes Wasser, Kokosnussöl, Kastilien Seife und ätherische Öle in einem Schraubglas und schüttle es kräftig.

3. Dann in einen Plastikbehälter gießen und aufbewahren. Eine leere Shampoo-Flasche ist ein guter Behälter dafür, oder du besorgst dir eine Flasche mit Pumpe aus der Drogerie.

4. Spritze eine Handvoll Shampoo in die Hand und reibe die Hände aneinander, um Schaum zu erzeugen.

5. Schaum gründlich in das Haar einmassieren. Danach die Haare mit kaltem Wasser ausspülen - das ist wichtig, weil kaltes Waser die Haarspitzen festigt und für mehr Glanz sorgt.

Lippenbalsam – Lip Gloss

Sehr einfach kannst du einen eigenen Lippenbalsam herstellen. Das ist auch gleichzeitig ein tolles Geschenk, das immer gut ankommt.

ZUTATEN:

Aus dieser Menge bekommst du etwa 10-12 kleine Döschen von 7 Gramm Inhalt.

- ½ Tasse natives Kokosnussöl
- 2 EL Bienenwachs Granulat
- Lippenbalsam Döschen
- Ein kleines Stück deiner Lieblingslippenstiftfarbe
- Ätherisches Öl - optional

- **So wird´s gemacht:**

1. Das Kokosnussöl und das Bienenwachs in einen kleinen Topf geben und erhitzen, bis es vollständig geschmolzen ist.

2. Rühre dann ein Stück Lippenstift hinein, bzw. gib so viel hinzu, bis du den gewünschten Farbton erreicht hast

3. Falls gewünscht, kannst du 10-15 Tropfen deines bevorzugten ätherischen Öls hinzufügen, um Geschmack, z. B. Pfefferminz, Vanille, Orange, Kokosnuss oder Zimt zu erreichen.

4. Gieße diese Mischung dann vorsichtig in einen Glasbehälter und fülle die Balsamtöpfchen damit, bis sie ¾ voll sind.

5. Lasse die Töpfchen stehe. Wenn die Mischung abgekühlt ist, wird sie sich festigen.

6. Setze den Deckel auf die Dosen und schreibe auf einen Aufkleber auf die Oberseite den Geschmack, den du verwendet hast. Bewahre den Lippenbalsam bis zur Verwendung an einem kühlen, dunklen Ort auf.

Zitrone, Joghurt und Kokosöl Gesichtsmaske gegen fettige Haut

Diese Gesichtsmaske nährt und hydratisiert deine Hautzellen und schützt deine Haut vor Schäden und Alterung. Es ist eine gute Wahl für fettige Haut, da sie wie ein leichtes Peeling deine Poren gründlich reinigt.

Zutaten:

- ½ EL. Kokosöl
- ½ EL. Zitronensaft
- 1 EL. Joghurt

So gehst du vor:

1. Kokosöl, Zitrone und Joghurt in einer Schüssel mischen.
2. Trage eine dicke Schicht auf dein gereinigtes Gesicht auf und warte 15 Minuten.
3. Spüle mit warmem Wasser ab und trockne das Gesicht mit einem sauberen Handtuch ab.

Backpulver und Kokosöl-Maske gegen Mitesser

Diese Gesichtsmaske wirkt wie ein Reiniger, der Schmutz und abgestorbene Hautzellen aus den Poren entfernt und gleichzeitig deine Haut aufhellt.

Zutaten:

- 1 EL Kokosöl
- 1 TL Backpulver

So gehst du vor:

1. Mische 1 EL Kokosnussöl mit 1 TL Backpulver, um eine Paste zu erhalten.
2. Trage sie direkt auf die Haut auf und konzentriere dich auf Bereiche, wo die Mitesser häufiger auftreten - Nase, Kinn usw.
3. Reibe diese Maske sanft mit den Fingern mit kreisförmigen Bewegungen für 5-10 Minuten in die Haut ein.
4. Wasche die Maske mit kaltem Wasser ab und tupfe dein Gesicht mit einem sauberen Tuch trocken.

Honig, grüner Tee und Kokosöl Gesichtsmaske für strahlende Haut

Diese Kombination aus grünem Tee, beruhigendem Kokosöl, Zitrone und entgiftendem Honig verleiht deiner Haut Feuchtigkeit und strahlende Frische.

Zutaten:

- 1 TL Kokosöl
- 2 EL Honig
- 1 EL Grüner Tee Blätter
- 2 EL frischer Zitronensaft

So gehst du vor:

1. Mische Honig, Kokosöl, Zitronensaft und die grünen Teeblätter in einer Schüssel. Dies kann mit einer Gabel oder einem Schneebesen gemacht werden, es soll nur alles gründlich vermischt und das Kokosnussöl gut eingearbeitet sein.
2. Mit den Fingern verteile die Mischung gleichmäßig auf dem Gesicht.

3. Lasse diese Maske etwa 5-10 Minuten einwirken.

4. Mit warmem Wasser abspülen und mit einem sauberen Tuch trocken tupfen.

Mineralstoffmaske

Zutaten:

- 2 EL Kokosöl, nativ
- 2 EL weiße Heilerde

So gehst du vor:

1. Das Kokosöl im Wasserbad schmelzen lassen.

2. Unter kräftigem Rühren langsam die Heilerde zum Öl geben.

3. Weiterrühren bis eine glatte Masse entstanden ist.

4. Diese Maske kann 1 bis 2 Mal die Woche auf die gereinigte Gesichtshaut aufgetragen werden. 30 Minuten einwirken lassen, danach mit viel warmem Wasser abwaschen.

Was sagt die Wissenschaft dazu?

Durch die „Pukapuka-Studie"(1) wurde das weltweite Interesse an der Kokosnuss geweckt. Die ersten Hinweise darauf, dass Kokosöl wertvoll für die Menschen sein könnte, fand der neuseeländische Forscher Dr. Ian Prior in den 1960er Jahren, als er circa 2500 Bewohner der polynesischen Insel Pupapuka untersuchte. Dabei hatte die Mehrheit dieser Bewohner „Idealgewicht" und war erstaunlich gesund. Sie ernährten sich überwiegend von Kokosnüssen und dem daraus gewonnen Kokosöl. Die bekannten Zivilisationskrankheiten der Industrieländer wie Herz-Kreislauf-Erkrankungen, Arteriosklerose, Bluthochdruck, Übergewicht, Diabetes mellitus, Zahnverfall und Karies usw. waren dort so gut wie nicht bekannt. Dabei nahmen aber die Inselbewohner bis zu 60 % ihrer Energie in Form gesättigter Fette zu sich, die ja theoretisch die „Hauptverursacher" für Übergewicht, hohe Blutfettwerte und die daraus folgenden Herz-Kreislauf-Erkrankungen sein sollen. Untersucht wurden in der Studie vor allem die Blutfettwerte und die Energiezufuhr. Die Ergebnisse wurden 1981 in „The American Journal of Clinical Nutrition" publiziert und waren Ausgangspunkt für viele weitere Untersuchungen der Kokosnuss und ihres Öls.

Was ist nun so wertvoll an der Kokosnuss?

In einer frischen, reifen Kokosnuss sind ungefähr 35% reines Kokosöl enthalten, das wiederum aus über 90 % gesättigten Fettsäuren besteht. Lange Zeit ging die Wissenschaft davon aus, das diese gesättigten Fettsäuren, wie sie auch in Butter und Molkereiprodukten vorkommen, schlecht für unsere Gesundheit sind, da sie zu erhöhten Blutfett- und Cholesterinwerten führen sollen, die man ja für Arteriosklerose, sowie Herzinfarkt und Schlaganfall verantwortlich macht. Doch genau das Gegenteil ist der Fall, denn die gesättigten Fettsäuren der Kokosnuss helfen sogar, solchen Krankheiten vorzubeugen.

Da die mittelkettigen Fettsäuren eine andere Atomzusammensetzung als die langkettigen Fettsäuren haben, sind sie leicht verdaulich und wasserlöslich, was bedeutet, dass sie ohne die Hilfe von Gallensäure aufgespalten werden können. Auch haben sie weniger Kalorien als andere Fettsäuren und helfen dem Körper den Stoffwechsel darauf umzustellen, die Energie aus Körperfett zu gewinnen, was natürlich bei einer Gewichtsreduktion sehr hilfreich sein kann. Dies zeigt eine japanische Studie aus dem Jahr 2001 (2).

In einer chinesischen Studie (3) untersuchten die Forscher, wie sich der Körperfettanteil und die Blutfettwerte von stark übergewichtigen Personen verändern, wenn alle Speisefette durch Kokosöl ausgetauscht werden. Dafür wurden die Studienteilnehmer angehalten, über die Dauer von 8 Wochen ausschließlich Kokosöl zu verwenden. Die Studie konnte belegen, dass sich nach 8 Wochen bei allen Teilnehmern die Blutfettwerte völlig normalisiert hatten und der BMI (Bodymaßindex) deutlich gesenkt wurde.

Kokosöl wirkt bei äußerlicher und innerlicher Anwendung antibakteriell, antiviral und antimykotisch und kann bei regelmäßigem Verzehr helfen, das Immunsystem zu unterstützen.

Kokosöl setzt sich aus folgenden Fettsäuren zusammen:

- Laurinsäure 44 - 52 %
- Myristinsäure 13 - 19 %
- Palminsäure 8 -11 %
- Caprinsäure 6 - 10 %
- Caprylsäure 5 - 9 %
- Ölsäure 5 - 8 %
- Stearinsäure 1 - 3 %
- Linolsäure 0 - 1%

Ebenfalls enthalten sind Antioxidantien, fettlösliche Vitamine, alle essenziellen Aminosäuren, Mineralien und Spurenelemente. Da die antioxidative Wirkung von Kokosöl (allerdings nur bei Rohkostqualität, das heißt völlig kalt gepresst) auf dem natürlichen Gehalt an antioxidativ wirkenden Enzymen beruht, kann bei regelmäßigem Verzehr auch der Entstehung von Oxidationsschäden durch freie Radikale vorgebeugt werden.

Worauf sollte man beim Kauf von Kokosöl achten?

Wenn man sich etwas Gutes tun möchte, dann sollte man beim Kauf von Kokosöl auf jeden Fall auf Bio- und Rohkostqualität achten, da nämlich nur kalt gepresstes Kokosöl alle lebendigen, antioxidativen Enzyme enthält. Und es sollte reines, natürliches Kokosöl sein. Dieses sollte frei sein von:

- Gentechnik
- Pflanzenschutzmittel
- Kunst- und Mineraldünger
- Geschmacksverstärker
- Aromastoffe
- Farb- und Konservierungsstoffe

Aber die Kokosnuss hat noch mehr zu bieten als nur ihr Öl

Das Kokoswasser zum Beispiel, das sich in der grünen, unreifen Kokosnuss befindet. Es ist eine klare Flüssigkeit mit optimalem Nährwert. In vielen Ländern der Erde bietet dieses Kokoswasser den Menschen einen gesunden Ersatz für nicht vorhandenes Trinkwasser, denn Kokoswasser enthält, genauso wie Kokosöl, viele wertvolle Nährstoffe, bei gleichzeitig niedrigem Gehalt an Zucker und Fett. Dabei enthalten 100 ml Kokoswasser ca. 20 Kalorien. Dieser Energiegehalt kommt überwiegend aus der Fructose der Kokosnuss. Der Fettgehalt von Kokoswasser beträgt etwa 1 %, der Eiweißgehalt etwa 0,6 %. Der Kohlenhydratanteil liegt etwa bei 5 g pro 100 ml. Darüber hinaus enthält das Kokoswasser einen Komplex lebenswichtiger Vitamine, Mineralstoffe und Spurenelemente. Die einzelnen Angaben findest du in der Übersichtstabelle. Die Angaben beziehen sich jeweils auf 100 ml Kokoswasser:

- Fett
- Kohlenhydrate
- Salz
- Vitamin B1
- Vitamin B2
- Vitamin B3
- Vitamin B5
- Vitamin B6
- Vitamin B7
- Vitamin B9
- Vitamin C
- Folsäure
- Calcium
- Chlor
- Kalium
- Magnesium
- Natrium
- Phosphor
- Schwefel
- Eisen
- Jod
- Kupfer
- Mangan
- Zink

- ➢ 0,40 g
- ➢ 4,90 g
- ➢ 0,23 g
- ➢ 10,00 µg
- ➢ 20,00 µg
- ➢ 100,00 µg
- ➢ 50,00 µg
- ➢ 75,00 µg
- ➢ 0,50 µg
- ➢ 4,00 µg
- ➢ 2,00 mg
- ➢ 10,00 µg
- ➢ 25,00 mg
- ➢ 180,00 mg
- ➢ 280,00 mg
- ➢ 30,00 mg
- ➢ 45,00 mg
- ➢ 30,00 mg
- ➢ 23,00 mg
- ➢ 0,10 mg
- ➢ 0,40 µg
- ➢ 220,00 µg
- ➢ 400,00 µg
- ➢ 0,10 mg

Da Kokoswasser auch sehr basische und isotonische Eigenschaften hat, wird es auch oft im medizinischen Bereich eingesetzt, da es echte Heileigenschaften besitzt. Auch in der Schwangerschaft kann es problemlos getrunken werden. Ebenso ist es ausgezeichnet für Sportler geeignet. Dabei kann es durch seine basischen Eigenschaften auch einer Übersäuerung des Körpers vorbeugen.

Ebenso kann Kokoswasser den Stoffwechsel aktivieren, da es in den Zellstoffwechsel eingreift. Dadurch können Schlacken und Giftstoffe schnellstmöglich aus den Zellen abtransportiert werden. Somit hat das Trinken von Kokoswasser eine äußerst positive Wirkung auf den menschlichen Stoffwechsel und kann unter Umständen schon bestehende Stoffwechselkrankheiten eindämmen.

Auch das Magen-Darm-System und der ganze Verdauungstrakt können von den reinigenden Eigenschaften des Kokoswassers profitieren, da es den Austausch von Kalium und Natrium in den Körperzellen bewirkt, somit eine aktive Zellreinigung und eine Ausleitung von Giftstoffen bewirkt. In der Ayurvedischen Medizin, wo diese

Heilwirkung schon seit Jahrhunderten bekannt ist, wird Kokoswasser ganz selbstverständlich als ausleitendes Mittel eingesetzt.

Genauso wie Kokosöl, besitzt auch Kokoswasser eine entzündungshemmende Wirkung. Deshalb kann man es auch zur äußeren Desinfektion von Wunden, Hautentzündungen usw. einsetzen. Dabei sollte allerdings darauf geachtet werden, dass das Kokoswasser direkt aus einer frisch geöffneten Kokosnuss kommt, und dass man auch sterile Kompressen benutzt, um eine Wunde zu säubern. Bei akutem Bedarf kann man alle 1-2 Stunden Kokoswasser auf die Wunde auftragen. Dadurch wird eine Linderung der Beschwerden schnell eintreten.

In der Ayurvedischen Medizin wird Kokoswasser auch zum Vorbeugen von Nierensteinen eingesetzt. Der beste Nährboden für Nierensteine oder Nierengrieß ist ein übersäuerter Körper, hervorgerufen durch einen zu hohen Konsum von Fett, Zucker, Alkohol, Nikotin und einer allgemein ungesunden Ernährung. Dadurch können Giftstoffe nicht mehr bzw. nicht mehr vollständig ausgeschieden werden. Durch das basische Kokoswasser wird dieses saure Milieu reguliert, und der Körper kommt wieder in eine gesunde Balance.

Kokosmehl

Der große Vorteil von Kokosmehl gegenüber anderen Mehlsorten ist, dass Kokosmehl basisch ist, und deshalb der Übersäuerung, die sich inzwischen in Deutschland zu einer Volkskrankheit entwickelt hat, entgegenwirkt. Um den Körper gesund zu halten, sollte die Ernährung so ausgerichtet werden, dass sie zu etwa 70 % aus basischen Lebensmitteln besteht, die dafür sorgen, dass sich der Körper in einem ausgeglichenen Säure-Basen-Gleichgewicht hält.

Ein weiterer Vorteil des Kokosmehls ist, dass es den Blutzuckerspiegel nicht übermäßig ansteigen lässt. Dies ist besonders für Menschen mit Diabetes wichtig. Das Kokosmehl enthält nur wenig Kohlenhydrate und hat damit nur wenig Material, das in Zucker umgewandelt werden kann, deshalb ist der Einfluss auf den Blutzuckerspiegel nur sehr gering. Sehr positiv dagegen ist, dass es eine sehr gute Kombination aus Ballaststoffen enthält.

Ein weiterer sehr großer Vorteil ist, dass es kein Gluten enthält, was für all diejenigen, die an einer Glutenunverträglichkeit leiden ein Segen ist. Gluten, oder auch Klebereiweiß genannt, verursacht bei Menschen, die an einer Glutenunverträglichkeit leiden, Entzündungen im Darm. Da eine Glutenunverträglichkeit nicht mit Medikamenten behandelt werden kann, besteht die einzige Möglichkeit darin, Gluten in der Ernährung zu vermeiden, was oftmals gar nicht so einfach ist, da die meisten herkömmlichen Mehlsorten Gluten enthalten. Dafür bietet sich dann das glutenfreie Kokosmehl als gute Alternative an. Es lässt sich sehr gut für Kleinbackwaren und vielerlei Süßspeisen einsetzen, aber auch als ein natürliches Bindemittel für Suppen und Soßen. Auch der hohe Ballaststoffanteil ist von Vorteil, da diese Ballaststoffe (auch Faserstoffe genannt) für eine korrekte Funktion des menschlichen Darms sorgen. Ein sehr leckeres Rezept für Pancakes mit Kokosmehl geht so:

Pancakes mit Kokosmehl

- 1 Banane
- 1 Ei
- etwas Kokosmehl

Zerdrücke die Banane mit einer Gabel zu einem feinen Püree. Dann rühre das Ei darunter. Zum Schluss gibst du Kokosmehl dazu, bis der Teig eine dickflüssige Konsistenz hat.

Achtung! Sei vorsichtig mit dem Kokosmehl einrühren, denn es bindet sehr stark Flüssigkeit. Rühre erst nur wenig dazu und warte einen kurzen Moment. Wenn die Masse dann immer noch zu flüssig ist, gib noch etwas mehr hinzu.

Wenn die Konsistenz des Teiges passt, gib diesen Löffelweise in eine, mit Öl ausgepinselte Pfanne, und backe kleine Pancakes daraus.

Mmmhhh, lecker!

Wer also an einer Glutenunverträglichkeit leidet oder einfach die Nachteile der klassischen Mehlsorten vermeiden möchte, der hat mit Kokosmehl eine gute Alternative gefunden. Auch für Menschen mit Gewichtsproblemen ist Kokosmehl mit seinen wertvollen Inhaltstoffen, wenig Kohlenhydraten und ebenso wenig Fett eine gute Wahl. Ob zum Abnehmen, für Low Carb oder einfach nur für eine allgemeine gesunde Ernährung, Kokosmehl passt zu allem, da es vielseitig einzusetzen ist.

Kokosblütenzucker

Zucker findet sich heutzutage in fast allem. Ob Süßwaren, Wurst, Fertiggerichten, Ketchup oder Konserven, überall ist er verarbeitet und regelmäßig wird darüber berichtet, wie schädlich er doch für den menschlichen Organismus ist. Doch dabei ist meistens von industriell hergestelltem weißem Haushaltszucker die Rede. Aber es gibt auch wesentlich gesündere Alternativen, wie zum Beispiel der Kokosblütenzucker. Das ist der eingedickte und danach auskristallisierte Saft der Kokosblüten. Dieser wird gefiltert und zu einem Sirup verkocht. Dieser Vorgang wird so lange fortgeführt, bis der Sirup auskristallisiert. Die Masse, die dabei entsteht, wird danach zu feinem Zucker gemahlen. Dieser Kokosblütenzucker schmeckt leicht karamellartig und kann jedes andere Süßungsmittel ersetzen und hat im Vergleich zu weißem Haushaltszucker mehrere Vorteile.

Kokosblütenzucker

1. lässt den Blutzucker nicht rapide ansteigen, da er einen besonders niedrigen glykämischen Index hat und somit nur sehr langsam vom Blut aufgenommen wird

2. hat im Gegensatz zu herkömmlichem Rüben- oder Rohrzucker ein gutes Paket an Vitaminen und Mineralstoffen zu bieten

3. ist durch seine Zusammensetzung zahnfreundlich und verursacht kein Karies

4. wirkt bei Histaminintoleranz

5. verhindert Candida-Pilzinfektionen. Da sich der Pilz aus von Kohlenhydraten gebildeten Stoffen ernährt, wird ihm die Lebensgrundlage entzogen

6. wirkt positiv auf Leber und Verdauung, da besonders die Darmflora von den hochwertigen Inhaltsstoffen profitiert

Das enthält Kokosblütenzucker

Nährwerte (pro 100g):

- Eiweiß: 1,0 g
- Fett: 0,5 g
- Kohlenhydrate: 94,0 g
  (davon Zucker: 94,0 g)
- Kalorien: 384 kcal

Aminosäuren

Kokosblütenzucker enthält 16 von 20 existierenden Aminosäuren, die für den menschlichen Stoffwechsel essenziell sind, das heißt, dass der Körper sie nicht selbst bilden kann, sondern, dass sie durch die Nahrung aufgenommen werden müssen.

Mineralstoffe

Kokosblütenzucker enthält eine gute Kombination aus Eisen, Magnesium, Kalzium, Mangan, Zink, Phosphor und Kalium.

Mineralstoffe (in mg/kg)

- Stickstoff: 202.00
- Phosphor: 79.00
- Kalium: 1.030.00
- Calcium: 8.00
- Magnesium: 29.00
- Natrium: 45.00
- Chloride: 470.00
- Schwefel: 26.00
- Bor: 0.60
- Zink: 2.00
- Mangan: 0.10
- Eisen: 2.00
- Kupfer: 0.23
- Thiamin: 0.41

Vitamine

Kokosblütenzucker enthält vergleichsweise große Mengen an Vitamin C und viele B-Vitamine, die sich sehr positiv auf die Arbeit des Gehirns auswirken.

Vitamine (in mg/dl)

- Vitamin C: 23.40
- Thiamin: 77.00
- Riboflavin: 12.20
- Para-Aminobenzoesäure: 40.00
- Pyridoxal: 38.40
- Pantothensäure: 5.20
- Nikotinsäure: 40.60
- Biotin: 0.17
- Folsäure: 0.24
- Inositol: 127.70
- Adenin: 9.00

Schlusswort

Man sieht also, dass die Kokosnuss sehr viel zu bieten hat. In den Herkunftsländern wird sie nach der Ernte restlos verwertet. Das Kokosfleisch wird gegessen, oder zu Kokosmilch verarbeitet, das Kokosnusswasser wird getrunken und aus der Schale werden Souvenirs hergestellt. Da Kokosnüsse das ganze Jahr über wachsen, sind sie auch bei uns zu jeder Jahreszeit frisch verfügbar. Eine frische Kokosnuss kann entweder bei Zimmertemperatur oder im Gemüsefach des Kühlschrankes über mehrere Wochen gelagert werden. Ob eine Kokosnuss wirklich frisch ist, wenn man sie kauft, lässt sich durch den Schütteltest feststellen. Wenn man die Nuss schüttelt, sollte es im Inneren blubbern. Das deutet darauf hin, dass sie viel Kokoswasser enthält und frisch ist. Bei einer alten oder verdorbenen Nuss ist nichts zu hören, da das Kokosfleisch bereits ausgetrocknet ist.

Zum Schluss noch etwas in eigener Sache

»Wenn dir dieses Buch gefallen hat, würde ich mich sehr freuen, wenn du dir zwei Minuten Zeit nehmen könntest, um es auf Amazon, oder der Plattform, auf der du es gekauft hast, zu bewerten. Rezensionen sind für mich als freie Autorin sehr wichtig, und du würdest mir damit wirklich sehr helfen«.

»Ganz herzlichen Dank für deine Zeit und deine Mühe!«

Haftungsausschluss

Die Verwendung der Informationen in diesem Buch und die Umsetzung derselben erfolgt ausdrücklich auf eigenes Risiko. Haftungsansprüche gegen den Verlag oder die Autorin für Schäden jeglicher Art, die durch die Nutzung der Informationen aus diesem Buch bzw. durch die Nutzung fehlerhafter und / oder unvollständiger Informationen verursacht wurden, sind ausgeschlossen. Der Inhalt dieses Werkes wurde mit größter Sorgfalt erstellt und überprüft. Die Autorin übernimmt keine Gewähr und Haftung für die Aktualität, Korrektheit, Vollständigkeit und Qualität der bereitgestellten Informationen. Druckfehler können nicht vollständig ausgeschlossen werden. Weiterhin beruht der Inhalt dieses Werkes auf persönlichen Erfahrungen und Meinungen der Autorin. Der Inhalt darf nicht mit medizinischer oder psychotherapeutischer Hilfe verwechselt werden.

Quellenangaben

http://everydayroots.com/coconut-oil-uses
http://wellnessmama.com/5734/101-uses-for-coconut-...
http://www.doctoroz.com/gallery/99-amazing-uses-co...
http://draxe.com/coconut-oil-uses/
https://www.zentrum-der-gesundheit.de/kokosoel-pi.html
https://www.kokosoel.info

(1)Pukapuka-Studie: Am J Clin Nutr. 1981 Aug;34(8):1552-61. Cholesterol, coconuts, and diet on Polynesian atolls: a natural experiment: the Pukapuka and Tokelau island studies. Prior IA, Davidson F, Salmond CE, Czochanska Z. PMID: 7270479
(2) Japanische Studie: Dietary Medium-Chain Triacylglycerols Suppress Accumulation of Body Fat in a Double-Blind, Controlled Trial in Healthy Men and Women, Hiroaki Tsuji Michio Kasai Hiroyuki Takeuchi, Masahiro Nakamura, Mitsuko Okazaki, Kazuo Kondo © 2001 The American Society for Nutritional Sciences

(3) Chinesiche Studie: Medium- and long-chain triacylglycerols reduce body fat and blood triacylglycerols in

Buchempfehlungen

Die größte Chance meines Lebens

Ina Christiane Sasida

Nach einer wahren Geschichte

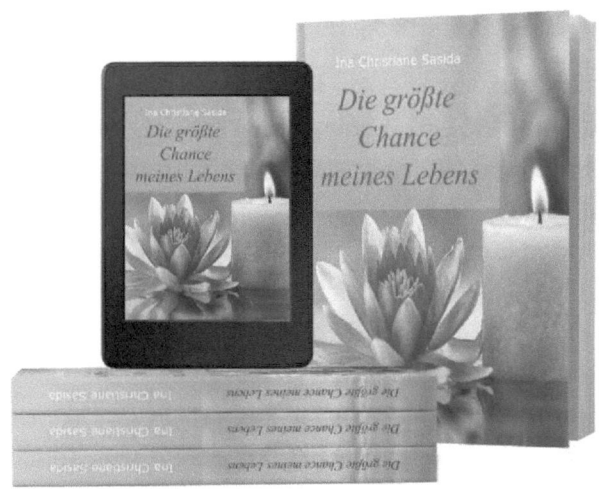

www.sasida.de

Die größte Chance meines Lebens

Wie viel Glück Gesundheit im Leben bedeutet, versteht man meistens erst dann, wenn man krank ist und sich nichts sehnlicher wünscht, als wieder gesund zu sein. Doch was tut man, wenn es keine Aussicht auf Heilung gibt? Wenn man sich von Schmerzen und Ängsten geplagt, auf Therapien einlässt, die mehr schaden als nutzen, Diagnosen unklar sind und die Medizin nicht helfen kann. Es gibt zwei Möglichkeiten. Entweder man verfällt in tiefe Depressionen und ergibt sich in sein Schicksal, oder man nimmt den Kampf auf.

Ina Christiane Sasida hat sich für die zweite Möglichkeit entschieden. In diesem Buch erzählt sie ihre wahre Geschichte, wie sie einer Autoimmunerkrankung, die von heute auf morgen ihr gesamtes Leben auf den Kopf gestellt hatte, und Ärzten, die nicht helfen konnten, die Stirn geboten, und ihren ganz eigenen Weg aus diesem Dilemma gefunden hat.

Träume des Sommers

Ina Christiane Sasida

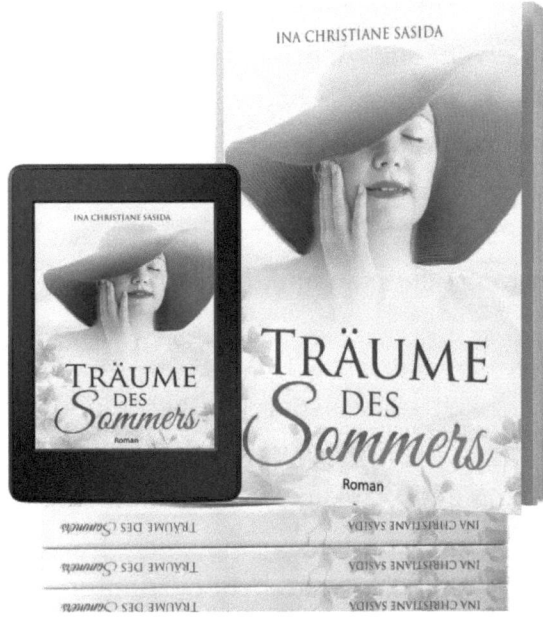

Träume des Sommers

Nach einer verkorksten Wintersaison in den Schweizer Bergen kehrt Denise ziemlich frustriert nach Deutschland zurück. So hatte sie sich das nicht vorgestellt, denn sie wollte endlich etwas erleben, was ihrem langweiligen Leben ein Ende setzt. Wild entschlossen packt sie deshalb noch einmal ihre Koffer und kehrt in die Schweiz zurück, wo sie am Lago Maggiore Jörn wiedertrifft, den sie flüchtig aus ihrer vergangenen Wintersaison kannte. Völlig überrascht versucht sie sich gegen ihre aufkommenden Gefühle zu wehren, was ihr nicht gelingt und es beginnt eine zauberhafte Romanze. Doch mit der Zeit geschehen merkwürdige Dinge, die sie nicht versteht und sie bemerkt, dass er sie belügt. Plötzlich erscheint so vieles in einem ganz anderen Licht. Denise bemerkt immer mehr, dass vieles, was er ihr sagt, nicht stimmt und sie wird misstrauisch. Bald weiß sie nicht mehr, was sie ihm noch glauben kann und irgendwann muss sie sich fragen, ob der Mann ihrer Träume am Ende nicht ein großer Albtraum ist....

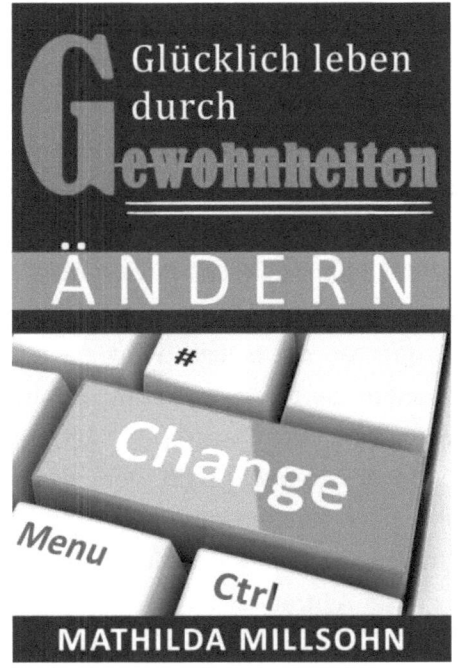

www.sasida.de

Glücklich leben durch Gewohnheiten ändern

Ändere dich und werde glücklich und erfolgreich. Das wären wir alle gerne, können es aber oftmals nicht erreichen, denn wir stehen uns dabei selber im Weg und merken es noch nicht einmal.

Schluss damit! Ab heute wird sich das ändern, denn mit diesem Buch bekommst du einen Leitfaden an die Hand, der dich mit der Nase auf so manche notwendige Veränderung stößt und dir zeigt, wie du dein Leben hin zu Glück, Gesundheit, Erfolg und Zufriedenheit verändern kannst.

Mathilda Millsohn zeichnet eine große Lebenserfahrung auf diesem Gebiet aus, die sie sehr gerne mit ihren Lesern teilt und mit viel Fingerspitzengefühl die Dinge beim Namen nennt. Schritt-für-Schritt bringt sie mit diesem Buch liebevoll Ordnung in dein Leben und zeigt dir, wie du neue Gewohnheiten in dein Leben integrieren kannst.

Himmel Arsch und Zwirn - wo bleibt mein Gehirn

Das Leben mit Alzheimer und Demenz

Mathilda Millsohn

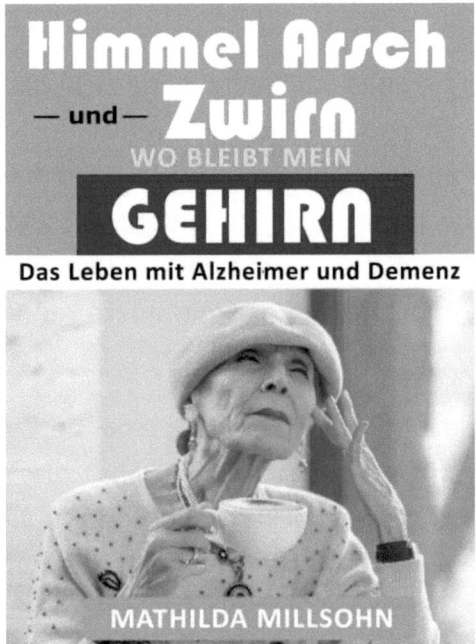

www.sasida.de

DAS LEBEN MIT ALZHEIMER UND DEMENZ

Demenz und Alzheimer entwickeln sich immer mehr zur Geisel der Menschheit. Mathilda Millsohn hat es selbst erlebt, da sie ihre an Alzheimer erkrankte Mutter gepflegt hat, bis es nicht mehr ging und sie die alte Dame in ein Pflegeheim geben musste. Dies, und zwei weitere Fälle aus ihrer nächsten Umgebung, schildert sie hier sehr au-thentisch, um zu zeigen, was dabei alles passieren kann. Es gibt viele Tipps, wie man Alzheimer und Demenz vorbeugen und wie man Betroffenen helfen kann. Aber auch, was für Angehörige wichtig ist, und worauf man allgemein im Um-gang mit einem an Alzheimer erkrankten Patienten achten sollte. Auch zeigt sie, wie unterschiedlich die Schulmedizin und die Naturheilkunde an die Behandlung herangehen. Am Ende gibt es einen Link zu einem Früherkennungstest, den man selber durchführen kann, wenn man den Verdacht hat, dass man selbst, oder ein nahestehender Mensch eventuell an Demenz oder Alzheimer erkrankt sein könnte.

Frauen 50+ na und!

Jetzt fängt das schöne Leben an

Mathilda Millsohn

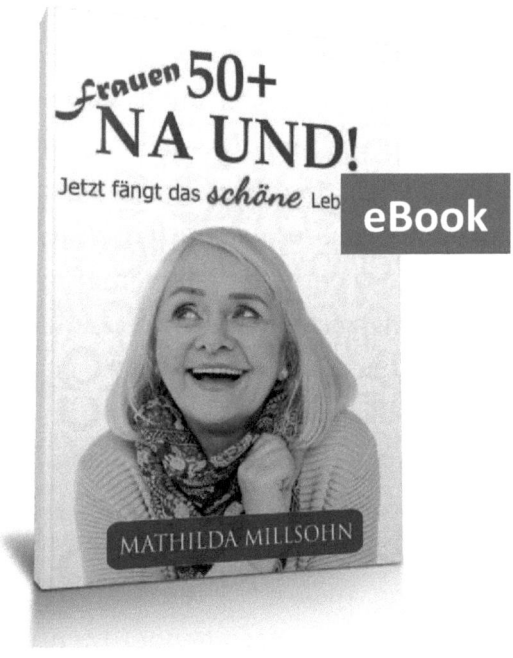

Frauen 50+

Die Autorin schreibt locker und beschwingt über das Leben der Frauen jenseits der 50. Mit einer guten Portion Selbstironie bringt sie es auf den Punkt. Mit 50 fängt das schöne Leben an! Und es besteht überhaupt kein Grund, an irgendetwas zu zweifeln - und schon gar nicht an sich selbst, denn die besten Jahre sind die, in denen wir aufhören uns zu belügen.

Ein kleiner, heiterer Ratgeber für Frauen, die auch jenseits der 50 noch Ansprüche an das Leben haben und sich etwas wert sind.